Intermittierendes Fasten

Abnehmen in 7 Tagen

Inhaltsverzeichnis

Einleitung

Fasten ist eine Praxis, die so alt ist wie der Mensch selbst. Man kann gleichwohl davon ausgehen, dass Fasten sogar älter ist als der Mensch. Aus zeitlicher Perspektive essen wir regelmäßig erst seit einem Bruchteil unserer Existenz. Heutzutage hört sich das Wort „fasten" sogar nach etwas Schlimmen an. Beim Hinhören klingt es nach einem absurden, exzentrischen oder sogar ungesunden neuen Diättrend. Genau das ist Fasten aber nicht. Intermittierendes Fasten ist nicht nur sehr gesund, sondern eine natürliche und ökonomische Art zum Schlankwerden. Hier kommt auch das Zauberwort ‚ökonomisch' ins Spiel. Weil beim intermittierenden Fasten keine exotische Lebensmittel, teure Nahrungsergänzungsmittel oder Medikamente gekauft werden müssen, ist es für viele Industrien da draußen unprofitabel. Welcher Arzt, welches Diätprodukt und welcher Arzneihersteller würde jemals mit der Aussage „faste und du nimmst ab/wirst gesund" Geld machen? Die Antwort lautet: keiner! Stattdessen wurden wir wiederholt zur Annahme gebracht, wir müssten uns eine schöne Figur und Gesundheit mit viel Geld erkaufen. Überzeugt von der Gleichung „Gesundheit = Geld" klingt intermittierendes Fasten natürlich nach einer seltsamen und „ungesunden" Methode. Ein gesunder und gut aussehender Körper ist aber kein Privileg, sondern ein Recht, das wir alle ausleben sollten.

Eine Diät ist laut Definition eine Ernährungsweise, welche manche Lebensmittel erlaubt und manche verbietet. Glücklicherweise ist intermittierendes Fasten keine Diät. Man darf immer noch Fleisch essen, man muss nicht auf laktosefrei oder glutenfrei umstellen und Kaffee oder Schokolade musst du auch nicht komplett aufgeben! Klingt vielversprechend, oder? Weil Fasten nichts anderes ist, als die Zeitspanne zwischen den Mahlzeiten zu verlängern. Alles andere bleibt beim Alten.

Vielen Menschen geht es beim intermittierenden Fasten mehr ums Abnehmen und weniger um den finanziellen Aspekt. Doch schon nach kurzer Zeit merken sie, dass sie nicht nur schnell und dauerhaft abnehmen, sondern dass sie viel selbstständiger werden und nicht mehr auf Medikamente, Ärzte und Diätprodukte angewiesen sind.

In nur 7 Tagen kannst du dich an den Vorteilen des intermittierenden Fastens erfreuen. Du nimmst ab, fühlst dich wohler und gewinnst deine naturgegebene Autonomie zurück. Erlaube dir einen Versuch und überzeuge dich selbst. Mache jetzt den ersten Schritt und lasse dich hiermit in die Geheimnisse des intermittierenden Fastens einführen.

Kapitel 1

Was ist intermittierendes Fasten?

Beginnen wir mit den grundlegenden Fragen, um intermittierendes Fasten zu verstehen. Inwiefern ist Fasten gesund? Wie hilft es beim Abnehmen? Welche andere Dinge gehen damit einher?

Fasten ist keine Diät. Eine Diät hat nämlich viele Vorschriften und Gebote, was man essen darf und was nicht. Intermittierendes Fasten bedeutet einfach nur die Zeit zwischen den Mahlzeiten zu verlängern. Was du isst, bleibt dir überlassen.

Fasten ist normal. Diese Aussage ist wahrscheinlich am schwierigsten zu akzeptieren.So realitätsfern es auch klingen mag, ist der Mensch jedoch dazu geschaffen, über längere Zeit hinweg ohne Essen klarzukommen. Diese Idee werden wir im nächsten Kapitel näher besprechen.

Fasten ist gesund. Forscher stoßen auf mehr und mehr Beweise, dass Fasten gut für die Gesundheit ist. Es soll neurologischen sowie Herz-Blut-Krankheiten vorbeugen, den

Körper entgiften und chronische Erkrankungen wie Typ-2-Diabetes rückgängig machen. Eine Laborstudie an Mäusen zeigte sogar, wie diese durch intermittierendes Fasten Tumorzellen im Körper abbauten.

Fasten funktioniert. Die wahrscheinlich beste Art und Weise, deinen Stoffwechsel anzukurbeln, ist intermittierendes Fasten. Eine Anzahl physiologischer Prozesse wird dabei in Gang gesetzt und verleiht dir Energie, Konzentration und Wohlbefinden.

Weitere Vorteile des Fastens:

1. **Keine Scham mehr erleiden.** Falls du schon eine Vorgeschichte mit diversen Diäten hast, weißt du, was ich meine. Aus Hunger und Verzweiflung hast du mal eine Eskapade, isst im Dunkeln eine ganze Tafel Schokolade und gleich danach kommen die Schuldgefühle. Beim Fasten hast du dieses Problem nicht mehr.
2. **Du isst, was du willst.** Solange es als gesund bezeichnet werden kann (Chips, Eis oder Torten ersetzen keine Mahlzeit, versteht sich), darfst du

außerhalb der Fastenzeit alles essen, was du nur willst.

3. **Keine Zeit? Kein Problem!** Du sparst sogar viel Zeit, indem du morgens nicht mehr schnell zum Bäcker laufen musst und dabei den Bus verpasst. Investiere auch deine Zeit zum Kochen mal anders.

4. **Kein Geld? Auch kein Problem!** Genauso wie Zeit lässt sich Geld auch gut sparen. Mahlzeiten überspringen ist ja nichts anderes, als weniger Geld auszugeben. Außerdem musst du keine Diätpulver oder sonstige Produkte für Luxuspreise kaufen.

Das Geheimnis, um in 7 Tagen abzunehmen? Fasten, was sonst!

Natürlich wird man ebenso mit einer kalorienarmen und unausgewogenen Magerdiät innerhalb von 7 Tagen einige Kilos loswerden. Doch man wird nachher das Doppelte wieder zunehmen und der Stoffwechsel erleidet einen irreparablen Schaden. Nicht nur verlangsamen solche extreme Schnelldiäten deinen Stoffwechsel, sondern führen dazu, dass Giftstoffe im

Körper behalten und das Immunsystem drastisch geschwächt wird. Außerdem haben fett- und kalorienarme Diäten, die sich als ausgewogen bezeichnen, noch nie positive Ergebnisse auf längere Zeit bewiesen. Menschen, die schnell abnehmen, dann schnell zunehmen oder bestenfalls nur mühsam ihre Figur halten können, werden von ihren Mitmenschen oder sogar Ärzten beschämt. „Du versuchst es nicht genug", „du treibst nicht genug Sport", „selber schuld, wenn du unbedingt dieses Stück Torte essen musstest" sind nur einige Vorwürfe, die sich Betroffene anhören müssen. Das Opfer der Diätindustrie wird zum Täter abgestempelt und die psychologischen Effekte dieser Beschuldigungen sind schmerzhaft.

Fasten hingegen ist eine natürliche Art, sich von Körperfett, Giftstoffen und Krankheiten zu verabschieden. Außerdem weist Fasten auch Langzeiterfolge auf. Im Unterschied zu kalorienarmen Diäten kann man aus dem Fasten jederzeit ein- und aussteigen, ohne dass man nachher wieder zunimmt. Es ist nachgewiesen, dass der basale Stoffwechsel dabei immer auf Hochtouren funktioniert.

Unzählige Studien beweisen, dass man mit intermittierendem Fasten innerhalb von 7 Tagen abnehmen kann. Je nach Körpergewicht kann man bis zu einem Kilo pro Tag abnehmen. Je mehr man wiegt, desto schneller purzeln die Pfunde. Schon am 1. Fastentag wird Körperfett verbrannt und Adipositas weggespült. Vor allem Wassereinlagerungen sind das, was sich auf der Waage zeigt.

Geschichte des Fastens

Fasten ist nichts Neues in der Menschheitsgeschichte. Es geschieht meistens auf natürlicher Art und Weise auch im Tierreich. Ihre starken Instinkte führen Tiere dazu, in Zeiten der Krankheit automatisch zu fasten. Jeder von uns hat mindestens einmal erlebt, wie ein kranker Hund das Essen tagelang verweigert und höchstens etwas Wasser trinken will.

Fasten bei Jägern und Sammlern

Das, was wir heute als intermittierendes Fasten bezeichnen, war für unsere Vorfahren die einzige Lebensweise. Der Urmensch der paläolithischen Ära, welcher tagsüber auf Jagd ging und Früchte sammelte, kam abends mit der Beute zurück zu seinem Unterschlupf. Dort erwarteten ihn seine Artgenossen und das Festmahl wurde vorbereitet.

Fasten war mit hoher Wahrscheinlichkeit sogar die Lebensweise des Australopithecus afarensis, welcher als erste Spezies die Bäume verließ und sich für seine Nahrung aufs Land wagte. Warum unsere Vorfahren die Bäumen verließen, ist heute noch unklar. Entweder zwang sie ein Klimawandel dazu, welcher die Bäume fruchtlos machte, oder sie wurden von anderen Primatenspezies aus den Bäumen vertrieben. Egal, warum unsere Vorfahren vor 3,3 Millionen Jahren diese drastische Umstellung durchmachen mussten, es verlieh ihnen starke Anpassungsfähigkeiten, die wir bis heute vererben.

Mit dem Verlassen der Bäume fing der Australopithecus an, sich nach neuer Art von Nahrung umzusehen. Der aufrechte Gang entwickelte sich, die ersten Werkzeuge wurden erfunden und das Gehirn wurde größer. Das Jagen und Sammeln ist schließlich viel komplizierter, als einfach die Bäume von Früchten abzuernten. Unser Stoffwechsel passte sich ebenfalls dem Ernährungsplan an. Ab jetzt hieß es seltener essen, dafür aber mehr Nährstoffe aufnehmen. Diese langen Fastenzeiten führten zur Absorption von mehr Energie aus weniger Nahrung und entwickelte unseren Stoffwechsel zu einer perfekten Überlebensmaschine.

Stelle dir vor, du bist ein Höhlenmensch. Du wachst hungrig auf und hast nichts zu essen parat. Darüber hinaus herrscht draußen kalter Winter. Was machst du? Dein Körper schaltet langsam aber sicher ab. Früher oder später stirbst du sowieso und der Kampf ums Überleben lohnt sich eh nicht, oder? Nein, zum Glück nicht! Der Körper wird nämlich schnell mündig und sagt: „Okay, es gibt kein Essen und die Sprösslinge haben auch Hunger. Was tue ich dagegen? Ich werde mehr Energie aus weniger Treibstoff brennen, der sitzt in meinen Fettdepots. Okay, was noch? Genau, ich werde mehr Adrenalin produzieren und erhöhe die Sauerstoffaufnahme, damit dieser Mensch jetzt endlich aufsteht und nach Jagdbeute sucht."

3,3 Millionen Jahre hat der Stoffwechsel unter solchen Bedingungen perfekt gearbeitet. Erst seit circa 60 Jahren können wir sorglos im Supermarkt mehr als genug Nahrung finden. Diese letzten Jahrzehnte sind nichts im Vergleich zu 3,3 Millionen Jahren Evolution. Ohne die außerordentliche Fähigkeit unseres Stoffwechsels, aus wenig Treibstoff viel Energie zu erzeugen, wären wir längst ausgestorben.

Die Geburtsstunde westlicher Medizin

Wir sind im Griechenland des 5. Jahrhunderts v.u.Z. In einem Pavillon wird ein Vortrag gehalten. Ein älterer Mann spricht eine Gruppe jüngerer Burschen an. Er sagt: „Wer stark, gesund und jung bleiben will, sei mäßig, übe den Körper, atme reine Luft und heile sein Weh eher durch Fasten als durch Medikamente". Die

9

jungen Studenten hören aufmerksam zu. „Denn die wirksamste Medizin ist die natürliche Heilkraft, die im Inneren eines jeden von uns liegt", fuhr der Mann fort. Der weise Redner ist niemand Geringeres als Hippokrates, der Vater der westlichen Medizin und dies sind seine Studenten der Hippokratischen Medizinschule.

Hippokrates hat mit Wissen und Erfahrung die gesamte Medizin Griechenlands modernisiert. Nicht nur stellte er sich dem Glauben, Krankheiten kämen als Strafen der Götter, sondern er versuchte auch, über natürliche Heilmethoden zu lehren. Er war von den gesundheitlichen Vorteilen des Fastens überzeugt und praktizierte es selbst. Kein Wunder, dass er über 90 Jahre alt wurde.

700 Jahre später lebte in Rom der damals renommierte Mediziner Galen und arbeitete als Leibarzt des Kaisers Marcus Aurelius. Fasten war ein Hauptbestandteil seiner Heilungsmethoden, doch in Rom war es sehr schwierig, die Aristokratie von der Heilkraft des Fastens zu überzeugen. Andererseits war dies auch eine gute Gelegenheit, seine Studien über exzessives Essen als Ursache vielerlei Krankheiten fortsetzen zu können.

Was wollten die alten Griechen mit Fasten überhaupt erreichen? Von der Prämisse ausgehend, dass die meisten Krankheiten nicht plötzlich, sondern aufgrund langfristiger ‚Selbstvergiftung' und schlechter Gewohnheiten auftauchen, sollte Fasten dem Körper ermöglichen, sich auf natürliche Art und Weise zu entgiften. Dabei beobachtete man auch weniger Kopfschmerzen, Heilung von Hautkrankheiten, reibungslose Verdauung, mehr Energie und Konzentration.

Trotz Galens sehr wichtigem Beitrag zur modernen Medizin wurden seine Werke nicht ins Lateinische übersetzt und mit dem Untergang des römischen Reiches wurde seiner Medizinschule nur noch im Byzantinischen Reich gefolgt. Hier wurden seine Schriften von Gelehrten übersetzt und fanden schließlich ihren Weg in die arabische Welt.

Fasten in den Weltreligionen

So ziemlich jede Religion dieser Welt empfiehlt die eine oder andere Form des Fastens. Eine der ältesten Standardformen des Fastens ist im Judentum zu finden. Das Judentum stammt aus der Bronzezeit, also vor etwa vor 3000 Jahren. Im Judentum gibt es 6 Fastentage im Jahr, wo den ganzen Tag über gefastet wird. Von hier aus hat das Christentum viele Fastenzeiten der Hebräer übernommen. Besonders die Katholische Kirche hat für Fasten ein gesamtes System entwickelt. Auch im Hinduismus nimmt Fasten viele Formen an. Dabei gibt es sowohl Fasten ohne Essen und Trinken als auch Kurzzeitfasten.

Obwohl fast alle Weltreligionen die eine oder andere Fastenart empfehlen, reflektiert keine davon das intermittierende Fasten so gut wie der Islam. Hier wird während des Ramadan circa 26 Tage nacheinander von Sonnenaufgang bis Sonnenuntergang gefastet. Die Fastenzeit dauert deshalb je nach geographischer Lage und Jahreszeit zwischen 7 und 20 Stunden. Fasten im Islam wurde jedoch nicht aus dem luftleeren Raum erfunden, sondern war eine wohl bekannte Praxis, die von älteren Propheten wie Jesus Christus übernommen wurde: „O die ihr glaubt! Fasten ist euch vorgeschrieben, wie es denen vor euch vorgeschrieben war, auf dass ihr euch stützet" (Al-Baqarah 184).

Jesus Christus war schon 600 Jahre vor dem Propheten Mohammed auch ein Adept des Fastens. Die Episode der Verführung in der Wüste durch Satan ist dafür emblematisch. In dieser Zeit fastete Jesus 40 Tage lang und verbrachte die Zeit in Einsamkeit, um sich für die bevorstehenden Geschehnisse des Verrates und der Kreuzigung vorzubereiten.

Die Fastenzeit während Ramadan und generell in allen Religionen hat einen höchst spirituellen Zweck. Den Gläubigen wird dadurch mehr Hingabe zu Meditation, Selbstkontrolle, Gebet und spiritueller Reinigung ermöglicht. Fasten hat aber auch ein moralisches Ziel. Dadurch soll Nahrung mehr geschätzt werden, man wird empathischer gegenüber Menschen, die in Armut leben und Wohltat wird dabei stimuliert.

Obwohl es beim Ramadan um Nächstenliebe, Selbstkontrolle und Meditation geht, zeigen mehr und mehr Studien auch die gesundheitlichen Vorteile. Eben weil es sich über eine längere Zeit erstreckt, verleiht es einen guten wissenschaftlichen Einblick in eine uralte Praxis. Teilnehmer zeigten Verbesserung des Cholesterinspiegels, weniger Giftstoffe und Schwermetalle im Körper sowie verbesserte Insulinausschüttung.

Intermittierendes Fasten hat die Menschheit seit jeher begleitet und ist Teil unserer Evolution geworden. Dabei haben antike Mediziner sowie einflussreiche Menschen in der Weltgeschichte auf die gesundheitlichen sowie spirituellen Vorteile des Fastens hingewiesen. Doch jetzt ist Schluss mit dem Geschichtsunterricht! Im folgenden Kapitel wollen wir uns näher anschauen, wie das mit dem siebentägigen Fasten wissenschaftlich überhaupt funktioniert.

Kapitel 2

Mit Fasten abnehmen

Dass Fasten älter als die Menschheit ist und eine wichtige Rolle für Körper und Geist spielt, ist uns nun klar. Doch wie können wir dabei abnehmen und zwar in 7 Tagen? Dank der modernen Wissenschaft können wir heute den Grundlagen nachgehen. Wie also funktioniert Fasten wirklich?

Glucose, Insulin, Ketonkörper – das Trio

Glucose ist Treibstoff Nummer eins unseres Körpers. Man findet sie in Form von Zucker (Saccharose, Fructose, Laktose, Dextrose) und Kohlenhydraten. Wenn wir aber mehr Glucose aufnehmen, als wir brauchen, wird diese (leider) nicht ausgeschieden, sondern macht in Form von Glykogen in der Leber einen Zwischenstopp. Wenn sie dort auch nicht gebraucht wird, entweder weil schon wieder neue Glucose zugeführt wurde oder weil nicht viel Bewegung in die Muskeln kommt, so wird das Glykogen in Körperfett umgewandelt.

Insulin ist ein Hormon, das in der Bauchspeicheldrüse entsteht und eine sehr wichtige Rolle spielt. Insulin leitet die Glucose zu den Zellen. Sie ist zuständig für einen optimalen Blutzucker, kontrolliert den Verkehr der Glucose zur Leber und zu den Fettdepots. Ein Überfluss an Insulin entsteht, wenn die Bauchspeicheldrüse unter chronischem Stress steht, welcher von zu viel Zucker in der Nahrung verursacht wird. Es kommt zu Übergewicht, Insulinresistenz und Diabetes. Wenn Insulin jedoch sinkt, bekommt die Leber Zugriff zu den Fettdepots und verwandelt Fett in Ketonkörper.

Ketonkörper sind wasserlösliche Moleküle, welche die Leber aus Fett herstellt. Ketonkörper sind Treibstoff Nummer zwei unseres Organismus. Oftmals effektiver als Glucose, liefern Ketonkörper mehr Konzentration und Energie. Um Ketonkörper zu produzieren, muss wenig oder keine Glucose in Blut und Leber sein. Bei Überfluss passiert meistens nichts, jedoch kann es in seltenen Fällen bei Diabetikern zu einem lebensgefährlichen Zustand namens Ketoazidose führen.

Intermittierendes Fasten hat eine bedeutsame Wirkung auf diese drei Stoffe. Es beginnt mit der Glucose. Während wir fasten, wird diese gänzlich erschöpft und der Insulinspiegel sinkt. Insulin verhält sich wie eine Barriere zwischen Glucose und Ketonkörpern. Wenn also kein Insulin mehr herumschwebt, fängt die Leber mit dem Abbau von Körperfett an und produziert Ketonkörper.

Fasten hilft dir also beim Abnehmen, indem:

- **Ketonkörper produziert werden.** Diese entstehen ausschließlich aus Fett, wenn es dem Körper an Glucose mangelt. Ketonkörper verleihen zudem auch mehr Energie als Glucose. Man fühlt sich wohler und kräftiger.
- **Insulinproduktionund -reaktion verbessert werden.** Je langsamer wir auf Insulin reagieren, desto mehr nehmen wir an Gewicht zu und können Krankheiten wie Diabetes entwickeln. Intermittierendes Fasten trainiert uns aber, schon auf eine kleine Menge an Insulin zu reagieren.
- **Appetit sinkt.** Das Risiko auf Heißhunger wird vermindert. Die natürliche Beschaffenheit unseres Körpers ist dazu trainiert, sich schnell an Fastenzeiten zu gewöhnen und aus wenig Nahrung viel Energie zu schöpfen.

Nicht nur Insulin, Glucose und Ketonkörper tragen zum Abnehmen bei. Intermittierendes Fasten ermöglicht auch andere Wege zur optimalen Figur, indem:

- **Kalorienrestriktion mit dem Fasten einhergeht.** Es ist eher mühsam, den Tagesbedarf an Kalorien während eines Fastentages zu überschreiten, außer man gibt sich viel Mühe beim Naschen. In einer Studie nahmen 16 übergewichtige Männer und Frauen an einem zehntägigen Experiment teil. Innerhalb einer Woche aßen die Teilnehmer durchschnittlich 35% weniger Fett, dank der automatischen Reduktion von Essen in der Fastenzeit. Die Ergebnisse zeigten, dass die Teilnehmer nach einem Fastentag keine Anzeichen von Hyperphagie (Essanfällen) hatten. Außerdem fiel das Hungergefühl in der zweiten Woche und blieb während der Fastenperioden gering. Die Teilnehmer verloren durchschnittlich 1 Kilogramm Körpergewicht pro Tag. Die Studie bewies auch, dass ein moderates Sporttreiben beim Verlust an Körpergewicht deutlich hilft.

- **Stoffwechsel beschleunigt wird**. Im Gegensatz zur klassischen kalorienarmen Diät wird intermittierendes Fasten deinen Stoffwechsel nicht verkrüppeln. Hast du schon mal die Aussage gehört, im Schlaf würde der Stoffwechsel langsamer funktionieren und deshalb muss man frühstücken, um ihn ‚aufzuwecken'? Was das Frühstück tut, ist dir Glucose zu geben und diese hat keine direkte Wirkung auf die Schnelligkeit deines Stoffwechsels.

- **ein Nachbrenn-Effekt entsteht**. Dies ist noch ein wesentlicher Unterschied zur kalorienarmen Diät, wo man nur solange abnimmt, wie man hungert. Sobald man wieder mehr zu essen anfängt, wird man rasch wieder dick. Intermittierendes Fasten wirkt direkt auf die Oxidationsrate ein. Du nimmst dabei mehr Sauerstoff auf als gewohnt und scheidest auch mehr Kohlendioxid aus. Diese bleiben immer noch hoch, auch nachdem man die Fastenzeit bricht.

Mit Fasten gesund werden

Obwohl es uns hier um das Abnehmen in 7 Tagen geht, kommen die gesundheitlichen Vorteile des Fastens nicht zu kurz. Im folgenden Abschnitt gehen wir den Mechanismen im Körper nach, die beim Fasten ausgelöst werden.

Nummer 1:

Autophagie – Fasten liegt in unseren Genen. Was die alten Griechen intuitiv taten, wurde im letzten Jahrhundert in der Genetik auch bewiesen. Autophagie tritt auf, wenn die Zellen hungern, also keine Glucose bekommen. Das Wort Autophagie stammt von dem Griechischen „auto" (selbst) und „phagein" (essen). Das Konzept der Autophagie ist ein Mechanismus der Selbstheilung, welcher in jeder Zelle genetisch kodiert ist. Nur mühsam konnte das Konzept auf unsere Genen zurückgeführt werden, aber es verhalf Dr. Yoshinori Ohsumi in den 90er Jahren schließlich zum Nobelpreis für Medizin. Autophagie ist ein Recycling-Prozess des Körpers. Dabei ummantelt die Zelle ihre kranken Komponenten in eine Membran und lässt sie frei, damit sie abtransportiert werden. Dieser Prozess findet während Krankheitsfällen und Fastenzeiten statt. So eliminieren Zellen die in ihnen sitzenden Viren und tragen zu einem erfolgreichen Altern bei. Es wird sogar diskutiert, dass Autophagie die Basis natürlicher Krebsheilung sein könnte. Eine fehlerhafte Autophagie wurde bereits mit Typ-2-Diabetes, Krebs, Parkinson und anderen neurologischen sowie mentalen Krankheiten in Verbindung gestellt.

Nummer 2:

Insulin – wie schon angedeutet, verbessert Fasten die Insulinreaktion und verhindert somit Diabetes und andere Erkrankungen des Stoffwechsels. Diabetes ist eine ernstzunehmende Krankheit, die heutzutage wegen zu hohem Zuckerkonsum auftritt. Immer mehr Kinder entwickeln Diabetes wegen einer schlechten Ernährung, was uns an die Zerbrechlichkeit unserer Gesundheit erinnert.

Nummer 3:

Entzündungen beseitigen – viele Studien deuten auf die antiinflammatorischen Fähigkeiten des intermittierenden Fastens. Die Medizinuniversität in Istanbul studierte 40 erwachsene Männer und Frauen während Ramadan. Die Teilnehmer zeigten äußerst niedrige Werte an Homocysteinen, welche bekanntlich für innere Entzündungen und Herz-Blut-Krankheiten zuständig sind.

Fasten – oder wenn das glückliche Kind im Matsch spielt.

Der britische Philosoph Bertrand Russell sprach oft über die Verbindung der Kinder mit der Natur. Er kritisierte die damalige Erziehung der 1930er Jahre, in denen Eltern ihre Kinder wegen der heranwachsenden Urbanisierung und aus Bequemlichkeit nicht mehr draußen spielen ließen. Russell wusste aber, dass diese starke Verbindung trotz allem nicht verlernt werden kann. Als Beispiel spricht er von einem zweijährigen Jungen, dessen Eltern ihn seit seiner Geburt nur im Haus behielten. Als dieser zum ersten Mal auf eine grüne Wiese trat, füllten sich seine Augen mit Staunen und Glück. Er ging seinem ersten Impuls nach, kniete auf dem feuchten Boden und presste sein Gesicht ins grüne Gras.

Wir alle kennen solche Fälle, wo Kleinkinder zur Pfütze laufen, hineinfassen und dabei vor Glück platzen könnten. Je matschiger die Pfütze, desto besser. Kinder tun das nicht absichtlich, um ihre Eltern zu ärgern, sondern weil sie sich von der Natur instinktiv angezogen fühlen. Im Matsch baden, Gras kosten oder Steine lutschen sind nicht nur wichtige Lernprozesse, sondern sind unerlässlich für die Entwicklung der Abwehrkräfte. Ähnlich verhält es sich im Falle des Fastens. Wir haben diese Verbindung seit Millionen von Jahren in unseren Genen gespeichert. Es ist eine praktische Fähigkeit natürlicher Selbstheilung. Fasten ist leider in unserem Konsumzeitalter nur schwer zu akzeptieren. Doch die letzten Jahrzehnte reichen nicht aus, um unsere uralten Fähigkeiten der Selbstheilung aus unseren Genen zu löschen.

Kapitel 3

Fastenmethoden

In diesem Kapitel werden wir die zwei beliebtesten Fastenmethoden besprechen, nämlich „5:2" und „16:8". Beide sind gleich effizient und zeigen innerhalb von 7 Tagen schon erstaunliche Ergebnisse. Lies dir die Beschreibungen durch und überlege, welche Methode für dein Lebensstil und deine Bedürfnisse am besten passt.

Die 5:2-Methode

Dies ist wahrscheinlich die bekannteste Methode des Fastens, wenn es um schnelles Abnehmen geht. Sie funktioniert folgendermaßen: von 7 Tagen 5 ganz normal essen und 2 Tage fasten, wobei diese 2 Tage nicht aufeinander folgen sollten. Diese Methode hat zwei Varianten: die eine mit kleinen Mahlzeiten am Fastentag und die andere ohne Mahlzeiten.

1. Die Variante „mit" bedeutet einfach, dass während des Fastentages maximal 500 Kalorien im Fall von Frauen und 600 Kalorien bei Männern gegessen werden dürfen. Der Vorteil ist, dass du dich ans Fasten einfacher gewöhnen kannst. Du

darfst dabei eine Kleinigkeit essen und kannst so die Zeit bis zur nächsten geplanten Mahlzeit gut überbrücken. Außerdem gehen Diabetiker mit dieser Variante auf Nummer sicher, weil sie somit nicht dem Risiko von Hypoglykämie oder Ketoazidose ausgesetzt sind. Bei Diabetes ist von vornherein die Begleitung eines ehrlichen Arztes nötig, welcher die Entscheidung seines Patienten, die Diabetes-Medikamente aufzugeben, auch respektiert und unterstützt. Es gibt aber auch Nachteile bei dieser Methode. Einer davon ist, dass das Abnehmen etwas langsamer vorangeht, weil du immer noch Glucose aufnimmst. Nicht vergessen: Je mehr Glucose sich im Körper befinden, desto weniger Fett wird verbrannt.

2. Die Variante „ohne" bringt deutlich schneller die gewünschten Resultate. Dabei fastet man für 24 Stunden lang ohne Unterbrechung durch Snacks oder Häppchen. Du möchtest beispielsweise Montag ganz normal essen und Dienstag ist dein erster Fastentag. Mittwoch und Donnerstag isst du wieder ganz wie gewohnt, worauf der Freitag dein zweiter und letzter Fastentag der Woche ist. Am einfachsten lassen sich die 24 Stunden gestalten, indem man vom Abendessen bis zum nächsten Abendessen fastet.

Wenn du es dir also einfacher machen möchtest, entscheide dich für die Variante „mit". Bedenke jedoch, dass dies deine Entwicklung etwas verzögert. Hier spielt auch deine ganz persönliche Zielsetzung eine entscheidende Rolle. Nichtsdestotrotz empfehle ich, mit der Zeit auf die Variante „ohne" umzustellen, weil diese dem Konzept des Fastens näher liegt.

Funktioniert diese Methode überhaupt?

Die meisten Studien wurden mit diesem Fastenmodell durchgeführt. Eine Studie der University of California zeigte, dass man nach einer Fastenperiode Kalorien immer noch verbrennen kann, auch wenn man wieder zu essen angefangen hat. Nicht umsonst merken auch viele Menschen, welche diese Methode anwenden, dass sie kontinuierlich abnehmen, auch wenn sie gerade nicht fasten. Weitere Studien weisen auf die kardiovaskulären Verbesserungen hin, die anhand der 5:2-Methode zutage treten.

„Aber wie kann ich denn 24 Stunden überstehen?" Viele Menschen haben diese Methode gewagt und alle von ihnen stellten sich die gleiche Frage. Sie merkten aber, dass sie schon ab dem zweiten Fastentag viel besser mit dem Hunger klarkommen können, weil der Körper sich schnell an die Situation anpasst. Nicht umsonst ist diese Methode eine der beliebtesten.

Willst du noch nicht so schnell dein Urteil fällen? Hier kommt die zweite Methode.

Die 16:8-Methode

Bei dieser Methode fastet man 16 Stunden und man isst während der verbliebenen 8 Stunden. Vielleicht denkst du, dass 16 Stunden fasten nicht viel ist und keine großen Veränderungen passieren können. Keine Sorge, alle Menschen, die anfangs misstrauisch waren, haben im Nachhinein ihre Meinung geändert.

Das beliebteste Schema dabei ist, von 20 Uhr bis nächsten Tag um 12 Uhr zu fasten. Praktisch heißt es, das Frühstück wegzulassen und auf das Mittagessen zu warten. Danach hast du innerhalb von 8 Stunden Zeit, ganz normal zu essen.

Funktioniert diese Methode überhaupt?
Ja, sie funktioniert, weil wir für Millionen von Jahren so funktioniert haben und diese Methode nichts neues für unseren Körper ist. Er muss nur in den ersten Probetagen daran erinnert werden.

„Aber Frühstück überspringen ist doch ungesund!" werden die meisten von uns beim Hinhören protestieren. „Wie, ist jetzt frühstücken schlecht für uns?" könnte man unter anderem auch hören. Nein, beziehungsweise ist die Frage falsch gestellt. Frühstücken an sich ist nicht ungesund, doch das wäre das erste, was ich weglassen würde, wenn ich fasten wollte.

Um 16:8-Methode etwas näher an uns heranzulassen, müssen wir uns mit dem Frühstückskonzept auseinandersetzen. Als allererstes ist das Motto: „Frühstück ist die wichtigste Mahlzeit am Tag" schlicht ein Motto der Lebensmittelindustrie. Große Gesellschaften wie Kelloggs und Nestle haben ihre Produkte schließlich so vermarktet. Das australische Produkt Milo, das seit jeher Nestle gehört, war in den 20er und 30er Jahren auch starker Wettbewerber für einen Platz am Frühstückstisch. Dabei ist Milo ein Kakaogetränk aus Malz und verfügt über einen großen Markt in Australien, Neuseeland, Malaysia, Singapur oder den Philippinen. Ihre Slogans sind: „Starte deinen Tag richtig", um ja nichts falsches zu tun oder sogar „Für Champion-Mütter" damit Eltern die Idee vermittelt wird, es gehöre zu einer guten Erziehung dazu, ihren Kindern dieses Getränk zu geben. Klingt aber harmlos, oder? Milo beinhaltet dabei über 8 Gramm Zucker, das ist schon die maximale von der Weltgesundheitsorganisation (WHO) empfohlene Menge an raffiniertem Zucker pro Tag. Milo soll Kinder klüger und stärker machen, für bessere Noten in der Schule sorgen und das Wachstum fördern. Tatsächlich enthält Milo viele zugesetzte Nährstoffe wie Eisen, Magnesium, Calcium und Spurenelemente wie Niacin und Riboflavin. Doch das wäre genauso, als würde man seinem Kind täglich eine Multivitamin-Tablette aufzwingen, statt diese Nährstoffe aus natürlichen Nahrungsquellen zu nehmen. Wenn man dabei Stoffe wie Magnesium im Überfluss aufnimmt, werden diese vom Körper sowieso ausgespült und eine Überdosis an Spurenelementen kann verheerende Folgen haben.

In den 1940er Jahren erfand Nestle auch die amerikanische Version von Milo, nämlich Nesquik. Dies ist eine Zwillingsschwester von Milo, denn ein Glas enthält ebenso über 8 Gramm raffinierten Zucker. Die Variante mit 30% weniger Zucker ist auch keine Dauerlösung, weil solch süße Getränke den Appetit auf mehr Zucker steigern und nicht als gesünder bezeichnet werden können. Zucker gehört einfach nicht auf dem Frühstückstisch, vor allem wenn es nicht nur Nesquik ist, sondern auch die Marmelade, das Schoko-Müsli oder der Fruchtjoghurt.

Lassen wir jedoch diese großen Konzerne beiseite und betrachten wir das normale deutsche Frühstück. Wie kann es sein, dass ein Spiegelei, zwei Scheiben Brot mit Käse belegt und ein paar Gramm Butter die ganze Energie für den Tag liefern soll? Wozu nützt uns dann noch das Mittag- und Abendessen?

Ich möchte dabei deine Welt nicht auf den Kopf stellen und behaupte keineswegs, Frühstück sowie alles auf dieser Welt sei schlecht. Ich möchte dich einladen, über diese Dinge kritisch nachzudenken. Dinge, die wir als selbstverständlich hinnehmen, sollten wir ab und zu mal hinterfragen, besonders wenn sie unserer Gesundheit im Weg stehen.

Kannst du doch nicht dein Frühstück fallen lassen? Versuche es mit einer Schnupperwoche der 16:8-Methode. Lasse für 7 Tage dein Frühstück weg und merke den Unterschied.

Bestimmt werden dich die Ergebnisse auf der Waage schließlich überzeugen!

Fasten in die Praxis umsetzen

Aragorn (blickt zum Horizont, dann auf seine sich ausruhenden Mitstreiter): Meine Herren, wir machen erst Halt wenn die Nacht hereinbricht.

Pippin (empört): Und was ist mit dem Frühstück?

Aragorn: Das hattet ihr.

Pippin: Wir hatten das erste, ja. Aber was ist mit dem zweiten Frühstück?

Merry (zu Pippin): Ich glaub' nicht, dass er weiß, dass es sowas gibt.

Pippin (verzweifelt): Und der Elf-Uhr-Imbiss? Mittagessen? Vier-Uhr-Tee? Abendessen? Nachtmahl? Das kennt er doch wohl, oder?

Merry: Ich würde mich nicht darauf verlassen.

Frodo und seine Freunde müssen sich im „Herren der Ringe - Die Gefährten" auf eine gefährliche und lange Reise machen, um die Zukunft von Mittelerde vor der bösen Macht Saurons zu schützen und diesen zu vernichten. Will man ein Held sein und die Welt retten, so muss man auch mal Mahlzeiten auslassen können. Bevor unsere Spezies für immer sesshaft wurde, ist sie schließlich einmal um den Erdball migriert. Natürlich nicht einige Jahrzehnte, sondern 200.000 Jahre hat es gedauert, bis wir an allen Winkeln der Erdoberfläche ankamen. Doch das ist nur mit einem gut angepassten Stoffwechsel möglich. Hätten unsere Vorfahren so wie Pippin Angst gehabt, Mahlzeiten ausfallen zu lassen, so hätten wir bestimmt länger als 200.000 Jahre dafür gebraucht.

Nicht umsonst unterscheiden sich Heldentaten von den alltäglichen Dingen des Lebens. Zugegeben ist intermittierendes Fasten anfangs nicht leicht und es kann einem wie ein Kampf vorkommen. Wie können wir unseren Alltag gestalten, um das Fasten zu ermöglichen? Was müssen wir dabei beachten?

Die 5:2– Methode

Sagen wir, du hast dich für diese Methode entschieden. Der einfachste Weg ist vor allen Dingen Schlaf. Deshalb ist es empfehlenswert, von Abendessen zum Abendessen zu fasten. Das heißt, du isst dein Abendessen ganz normal, gehst schlafen, überspringst am nächsten Tag Frühstück und Mittagessen und isst dann dein Abendbrot zur gleichen Uhrzeit wie gestern.

Um den Hunger zu bekämpfen, gibt es einige Methoden:

- **trinke Wasser.** Wenn Frühstücks- oder Mittagszeit ist, fülle dein Magen mit 1-2 Gläsern Wasser. Das trickst deinen Magen aus, wenn auch nur für kurze Zeit.

- **trinke grünen Tee.** Dieser gibt dir Fülle im Magen und kann dein Hungergefühl unterdrücken. Grüner Tee verleiht dir auch Energie und hilft dabei, den Stoffwechsel anzukurbeln.

- **atme tief durch.** Wenn du dich fühlst, als stündest du am Rande einer Krise, atme tief durch und entspanne dich. Ein extra Schuss Sauerstoff hilft dir, einen klaren Kopf zu bekommen.

- **Kaffee ist erlaubt, jedoch ohne alles.** Milch und Zucker enthalten natürlich Glucose und Laktose. Diese verhindern, dass dein Stoffwechsel Treibstoff aus den Speckkammern erzeugt. Dein Verlangen nach Zucker steigt noch mehr und du hast deinen Fastentag ruiniert. Dagegen ist ein schwarzer Kaffee viel sicherer, verleiht dir auch die nötige Energie und enthält Antioxidantien.

Alltagsversuchungen widerstehen

1. Motivation ist der Schlüssel zum Erfolg. Hier musst du ans Werk ran. Stelle dir die Frage: Warum will ich fasten? Ist es mein Gewicht? Ist es für meine Gesundheit? Erinnerst du dich noch an den fiesen Buben aus deiner Kindheit, der dich wegen

deines Körpergewichtes gehänselt hat? Habe ihn vor Augen, wenn du glaubst, mit dem Hungergefühl nicht fertigwerden zu können. Gewinne deine Motivation aus deinem verletzten Selbstbewusstsein, egal woher deine Narbe kommt.

2. Was soll man in der Mittagspause tun? Im Arbeitsumfeld über einen neuen Ernährungsplan zu sprechen könnte schnell nach hinten losgehen. Generell sind solche Gespräche zu vermeiden, weil sie nur oberflächlich bleiben und dir aber viel an der Sache liegt. Mache dich also nicht zur Zielscheibe von kleinen bösen Sprüchen, die sich unter der Maske eines Witzes verstecken. Vielleicht sind einige im Umkreis auf deine Willenskraft neidisch und versuchen, dein Fasten zu sabotieren. Gehe auf Nummer sicher und behalte es als Geheimnis. Doch was tun, wenn der Chef heute jedem einen Kuchen spendiert? Sage höflich: „Nein danke, bin schon voll". Nimm dir ein Beispiel an jemandem, den du bewunderst. Ist es vielleicht Aragorn, Jesus oder ein inspirierender Blogbeitrag in der Fasten-Community? Sei bereit, getestet zu werden. Reagiere dabei aber schnell und wehre dich gegen Versuchungen.

3. Sei bereit für Krisensituationen. Weil aller Anfang schwer ist, sollten die ersten Hürden gut gemeistert werden, bis du dich ans Fasten gewöhnt hast. Auch ein Held braucht Zeit zum Lernen. Rüste dich

deshalb mit gesunden Snacks aus wie Tomaten, Scheiben Käse und Schinken, einer Avocado oder etwas Obst.

24 Stunden fasten ist nicht einfach, aber es lohnt sich. Beim zweiten Mal wirst du dich schon besser daran angepasst haben. Glaube mir, dein Körper ist dafür bestimmt!

Die 16:8-Methode

Zugegeben ist es etwas leichter, sich an diese Methode zu halten. Hat man um 20 Uhr sein Abendessen gegessen, so müsste sich die Pause zwischen den Mahlzeiten nur bis 12 Uhr am nächsten Tag erstrecken. Viele Menschen fasten so, ohne es überhaupt bewusst zu tun. Achtung jedoch bei Kaffeetrinkern „mit allem". Dein einziger Kompromiss ist es, Zucker und Milch von nun an wegzulassen. Warte dann bis 12 Uhr ab und das Mittagessen ist deins!

Weitere Tipps:

Wenn die Fastenzeit vorbei ist, überfalle den Esstisch bitte nicht! Starte mit einer Vorspeise, wie Rohkost oder einer klaren Suppe, um deinen Stoffwechsel im Voraus zu informieren, dass er auf Absorption umstellen muss. Iss dann eine normale Portion und stopfe dich nicht mit zu viel Essen voll. Dein Körper kann sehr wohl auch nur mit einer normalen Portion zurechtkommen.

Bereite deinen Verstand vor. Dies ist keine Diät. Du verhungerst auch nicht, sondern du verschiebst nur deine Mahlzeit. Wenn du vom Ansatz her sagst: „Heute werde ich verhungern" so fängst du schon gleich mit dem falschen Fuß an. Sage dir: „Heute gebe ich meinem Körper die Gelegenheit, sich zu entgiften" oder „heute wäre es gut, etwas später zu essen" oder „heute miste ich mal meine Fettdepots aus". Bei Bedarf wiederhole diese Aussagen mehrmals.

Kapitel 4

Fasten und Sport treiben

Sport treiben ist hierbei keine Vorschrift, jedoch wird es deinen Fortschritt deutlich beschleunigen. Unsere Vorfahren begaben sich schließlich auch auf die Jagd, was Ausdauer und Krafttraining bedeutete.

Eine Studie von der American Heart Association und University of Illinois untersuchte, welchen Einfluss die Kombination von intermittierendem Fasten und Sport auf den Körper hat, im Unterschied zu den Effekten, welche die Prozeduren unabhängig voneinander zeigten. 64 übergewichtige Teilnehmer wurden in 4 Gruppen aufgeteilt, in denen nur eine Gruppe die Kombination von intermittierendem Fasten und Ausdauerübungen betrieb. Deren Ergebnisse grenzten sich wesentlich von den restlichen Gruppen ab, die entweder nur Fastenzeiten oder nur Ausdauerübungen folgten. Die Kombinationsgruppe verlor dabei doppelt so viel Körpergewicht wie die reine Fastengruppe. Die Teilnehmer verloren an Bauchumfang und Fettmasse und behielten im Unterschied zu den anderen Gruppen ihre Magermasse. Außerdem sank der LDL-Cholesterinspiegel bei der Kombinationsgruppe um 5% mehr und HDL-Cholesterin, das „gute" Cholesterin, stieg um 9%.

Diese Befunde suggerieren also nicht nur, dass sich bei einer Kombination von Training und Fasten die Resultate viel schneller sehen lassen, sondern dass hierbei das Risiko für Herz-Kreislauf-Erkrankungen stärker beeinflusst wird, als bei den anderen Gruppen.

Aber Fasten schadet den Muskeln, oder?

Zunächst einmal müssen wir den Mythos klären, der besagt, dass beim Fasten deine Körpermuskulatur schrumpft. Diese Aussage ist von vornherein nicht wahr und basiert auf dem Glauben, dass Fasten gleich Verhungern wäre. Unzählige Studien zeigten, dass beim Fasten nur die Fettdepots verbrannt werden. Erinnern wir uns an die Prinzipien des Stoffwechsels. Wir gewinnen Energie aus Glucose. Insulin signalisiert die Ankunft der Glucose in den Zellen und der Rest wird in der Leber in Form von Glykogen gespeichert. Wird die Glucose nicht schnell genug verbrannt, so kommt sie in unsere Speicherkammern. Die Abwesenheit von Glucose veranlasst die Erzeugung von Ketonkörpern, welche aus Fett gewonnen werden. Diese zwei Treibstoffe gibt es also: entweder Glucose oder Ketonkörper. Das allerletzte, worauf dein Stoffwechsel für die Energiegewinnung greifen will, sind die Eiweiße der Muskeln. Es muss tatsächlich äußerst wenig Körperfett vorhanden sein, um die Muskelverbrennung anzustoßen.

Doch einige Missverständnisse und absurde Theorien versüßen manchmal das Leben. In Roland Emmerichs Katastrophenfilm „The Day After Tomorrow" wird die Welt wegen der globalen Erwärmung innerhalb von Tagen in eine Eiszeit geschleudert, in der Protagonisten in einer Bibliothek in Manhattan verschollen sind und sich warm halten müssen. Dazu müssen sie stets das Feuer im Kamin unterhalten, welcher sich in einem geräumigen, prachtvoll möbliertem Arbeitsraum im Stil des 19. Jahrhunderts befand. Das erste, was dem Zuschauer in den Sinn kommt, ist, Möbelstücke auseinander zu nehmen und diese ins Feuer zu werfen. Doch nein, unsere Protagonisten entscheiden sich, Bücher zu verbrennen. Davon gibt es ja in einer Bibliothek genug. Auf die Idee, die hunderten von Tischen und Stühlen im Lesesaal nebenan zu verbrennen, der gerade ein paar Szenen zuvor gezeigt wurde, kam auch keiner. Die einzige Bibliothekarin in der Runde kommt erstaunlicherweise auch nicht auf die Idee, gegen die Bücherverbrennung zu protestieren. Als fast alle Bücher verbrannt sind und sie riskieren, zu erfrieren, hielt nur noch ein Mann an einer Erstausgabe des Gutenberg fest, sodass sie nicht ins Feuer geworfen wird.

Zum Glück funktioniert die Logik in der Wirklichkeit, im Unterschied zur Logik von Fiktionsfilmen. Unser Körper weiß nämlich, dass Muskeln (sprich Bücher) viel wertvoller sind als die Fettdepots (sprich Möbelstücke). Dabei können die letzteren viel mehr Feuer unterhalten und Bücher können eine Flamme nur für kurze Zeit ernähren.

Was sind nun genau die Vorteile beim Sport?

Mit Sport hilfst du deinem Körper nicht nur dabei, sich von der Glucose schneller zu entgiften und auch mehr Fett zu verbrennen, sondern es verursacht physiologische Prozesse:

- Adrenalin gibt dir Kraft. Wie besprochen, erzeugt Fasten die Produktion von Hormonen. Damit bekommst du einen großen Schub und hast mehr Lust auf Sport.
- Oxidation steigt. Die VO2max (maximale Sauerstoffaufnahme) steigt während des Fastens, weil du mehr Sauerstoff brauchst, um aus Fett Energie zu gewinnen. Je höher die VO2, desto mehr Ausdauer hast du beim Training und desto mehr Abfallprodukte und Giftstoffe werden vom Körper abgebaut.
- Ketonkörper kommen nun ans Werk. Im Unterschied zum Brennstoff Glucose kann man mit Ketonkörpern nachweisbar mehr und effizienter trainieren.

Sowohl beim 5:2-Modell als auch beim 16:8-Modell eignet sich Sport sehr gut. Je nachdem, welches Ziel du dir gesetzt hast, solltest du gewisse Sportarten in Betracht ziehen. Wenn du gleichzeitig abnehmen und auch Muskeln trainieren möchtest, so ist eine Kombination von Kraft- und Ausdauertraining sehr praktisch. Dabei kannst du dir selber deine Routinen gestalten. Liegestützen, Kniebeugen, Burpees und Gewichte heben bilden ein gutes Krafttraining und können gut mit Ausdauerübungen wie Seilspringen und Joggen zu einer Routine kombiniert werden. Will man aber nur die Pfunde loswerden, so reicht Ausdauertraining völlig aus. Nebst den schon erwähnten Übungen sind Schwimmen, Zumba oder Fahrradfahren dafür sehr geeignet.

Vorsichtsmaßnahmen beim Sport

Wie schon gesagt, ist Sport keine Pflicht, aber macht einen wesentlichen Unterschied beim Abnehmen und bei der Entgiftung. Nichtsdestotrotz müssen wir unsere eigenen Fähigkeiten und Möglichkeiten an erste Stelle setzen. Bin ich überhaupt dazu in der Lage? Welches ist mein Fitnessziel? Dies sind die Fragen, die man sich stellen muss. Anhand folgender Punkte kannst du dich besser orientieren, ob Sport treiben und Fasten etwas für dich sind:

- für das 5:2-Fasten: vermeide Sport am Fastentag. Das ist ein generell eine schlechte Idee. Warte, bis du am nächsten Tag wieder gut ernährt bist.
- Obwohl Fasten beim Abnehmen die Muskelmasse nicht verbrennt, bilden Personen mit sehr athletischem Körperbau eine Ausnahme. Dadurch, dass sie kaum Fettdepots haben, kann es durchaus sein,

dass der Körper während der Fastenzeit zu den Muskeln greift. Um diesen möglichen Effekt zu kompensieren ist eine spezielle, eiweißreiche Diät für Sportler gefragt.

Kalorien kontrollieren

Obwohl intermittierendes Fasten keineswegs bedeutet, Kalorien zu zählen, muss trotzdem eine reduzierte Kalorienzufuhr stattfinden. Man kann also nicht erwarten, abzunehmen, wenn man außerhalb der Fastenzeit nur nascht oder ständig an ungesundem Zwieback nagt. Was bedeutet das genau für beide Fastenmethoden?

Für die 5:2-Methode: entscheidest du dich, zunächst einmal ganz mild mit maximal 500 oder 600 Kalorien am Fastentag anzufangen. So bist du leider gezwungen, deine Kalorien tatsächlich zu zählen. Sich aber an diese Kalorienanzahl zu halten, ist mit etwas Willenskraft durchaus machbar. Ein Salat mit Avocado, Tomaten und einem leichten Dressing mit einem leckeren Smoothie machen voll und bleiben unter der Grenze.

Fett statt Zucker. Wenn du nicht an Diabetes leidest, versuche deine Kalorien aus Fett statt Kohlenhydraten zu beziehen. So beschleunigst du die Fettverbrennung. Obwohl es kontraintuitiv klingt, ist es besser, Fett zu essen, um Körperfett zu verbrennen. Nicht, weil das Fett in der Nahrung dabei eine Rolle spielt, sondern weil man somit keine Glucose zuführt, die deinen Stoffwechsel vom Verbrennen des Körperfetts ablenkt. Nicht vergessen: Du fastest, um Blut und

Leber von Zucker zu reinigen und so an die Fettdepots zu kommen. Zu einer fettreichen Ernährung gehören Fleisch, Fisch, Nüsse, Avocado, Produkte aus der Kokosnuss und Käse (eher weniger Milch oder Sahne, denn diese enthalten Laktose). Dazu eignet sich Gemüse auch sehr gut, weil es dir die nötigen Ballaststoffe, Vitamine und Mineralien gibt. Vermeide an deinem Fastentag Produkte aus Weizen wie Weißbrot, Pizza, Nudeln sowie selbstverständlich Süßigkeiten und kohlensäurehaltige Getränke. Obst gehört leider auch zu unserer Liste. Doch das ist zum Glück nur zweimal wöchentlich relevant.

In den restlichen 5 Tagen darfst du nach wie vor alles essen, was du möchtest. Versuche jedoch, dich gesund zu ernähren, „echte" Nahrung zu essen und weniger Fertigprodukte aus dem Kühlregal, auch weniger Chips oder Süßigkeiten zu essen. Natürlich sind diese erlaubt, jedoch sollten diese ohnehin keine gesamte Mahlzeit ersetzen.

Für die 16:8-Methode: Gute Neuigkeiten, bei dieser Methode ist Kalorien zählen kein Thema. Da du nur eine kurze Zeitspanne von 8 Stunden zum Speisen zur Verfügung hast, wirst du nur mit besonderer Mühe zu viele Kalorien zu dir nehmen. Solange du in dieser Zeit nicht ständig beim Fastfood-Restaurant isst, zwischendurch 1 Liter Cola trinkst und 1 Packung Chips aufisst, ist die Gefahr ziemlich gering.

Für beide Methoden gilt also: iss gesund und erlaube dir auch ab und zu eine Kleinigkeit. Da beim intermittierenden Fasten die Gefahr der Essanfälle nicht besteht, wirst du bestimmt nicht in Exzesse verfallen. Du trainierst nämlich deinen Körper, seinen natürlichen Ausgleich zu finden.

Im Kapitel „Ernährungsplan für 7 Tage" habe ich für dich schon vorgearbeitet und möchte dir viele gesunde, leckere und ausgewogene Mahlzeiten vorstellen. Am Schluss des Buches findest du alle Rezepte dazu.

Kapitel 5:

Ernährungsplan für 7 Tage

Im Folgenden Abschnitt gibt es für jede Methode jeweils einen Plan. Dieser dient natürlich als Vorschlag und ist offen für Veränderungen, je nach Geschmack und Ernährungsart jedes Menschen. Das einzige, das strikt gleich bleiben muss, ist natürlich die Anzahl der Mahlzeiten.

Unter „Powersnack" verstehen wir jede Art von Häppchen, die dir etwas Energie verleihen und die Zeit bis hin zur nächsten Mahlzeit überbrücken. Dies sind beispielsweise Nüsse, Rosinen, Bananen- oder Apfelchips, Paprika mit Frischkäsedip, eine Möhre, ein Apfel, ein kleiner Salat. Ebenso können ein Naturjoghurt, Reiswaffeln oder ein natürlicher Smoothie ohne Zuckerzusatz als jeweils ein Snack gelten.

Außerdem ist ein „Rohkostteller" genau das, was der Name sagt. Nimm dazu ein Vollkornbrot mit Butter oder Aufstrich, Cherrytomaten, Avocado, Oliven, Scheibenkäse, Schinken, alles was dein Herz begehrt.

Kleiner Tipp: halte dich sowohl bei Powersnacks als auch bei Rohkost von sogenannten fettarmen Produkten fern. Damit sind beispielsweise Putenschinken mit 30% weniger Fett oder Joghurt mit 0,1% Fett sowie Magermilch oder andere ähnlich klingende Produkte gemeint. Um weniger Fett zu enthalten, müssen sie nämlich mehr verarbeitet werden und sind von ihrem natürlichen Zustand entfremdet. Es kommen verschiedene Zusatzstoffe in die Produkte, um die dabei verloren gegangenen Fettsäuren und Aromen zu kompensieren. Außerdem schmeckt eine Magermilch nach nichts und die ganze Erfahrung ist frustrierend. Genieße deine Erfahrung und suche keine Gründe, dich selbst zu quälen.

Ernährungsplan für die 5:2-Methode

Hier eine Übersicht zum Ernährungsplan. Die Rezeptanleitungen findest du im nächsten Kapitel.

Montag (Fastentag)

2 Snacks unter 500 Kalorien – diese fallen bei der Variante „ohne" aus

Abendessen: Türkischer Hackfleischauflauf mit Fetakäse

Dienstag

Frühstück: Schoko-Haferbrei mit Beeren und Honig

Powersnack

Mittagessen: Wraps mit Ei und Speck

Powersnack

Abendessen: Gegrillte Paprika-Hähnchenbrustfilets mit Süßkartoffeln

Mittwoch

Frühstück: Frühstücks-Quinoa mit Apfel-Zimt

Rohkost-Snack

Mittagessen: Brokkoli-Cremesuppe mit Vollkorn-Croutons

Snack

Abendessen: Ofengebackene Lachsfilets mit Naturkartoffeln

Donnerstag

Frühstück: Rohkost-Teller mit belegten Vollkornbrot

Snack

Mittagessen: Avocadosalat mit Quinoa

Snack

Abendessen: Vegetarisches Chili

Freitag (Fastentag)

2 Snacks unter 500 Kalorien (fallen bei der Variante „ohne" aus)

Abendessen: Leichte Zucchini-Nudeln

Samstag

Frühstück: Rohkostteller, dazu gekochte Eier mit Vollkornbrot

Snack

Mittagessen: Nussiger Couscoussalat

Snack

Abendessen: Honig-Senf-Hähnchenbrust mit Reis

Sonntag

Frühstück: Omelett mit Mozzarella, Basilikum und Cherrytomaten

Snack

Mittagessen: Bunter Gebratener Reis

Snack

Abendessen: Ofengemüse mit Schmanddip

Ernährungsplan für die 16:8-Methode

Montag

Mittagessen: Nussiger Couscoussalat

Zwischendurch: Rohkostteller mit Vollkornbrot

Abendessen: Türkischer Hackfleisch-Eintopf mt Fetakäse

Dienstag

Mittagessen: Leichte Zucchini-Nudeln

Zwischendurch: Powersnack

Abendessen: Honig-Senf-Hähnchen mit Reis

Mittwoch

Mittagessen: Bunter gebratener Reis

Zwischendurch: Powersnack

Abendessen: Ofengebackene Lachsfilets mit Naturkartoffeln

Donnerstag

Mittagessen: Broccoli-Cremesuppe mit Vollkorn-Croutons

Zwischendurch: Erdnussbutter mit Vollkornbrot, dazu Obst

Abendessen: Vollkornspaghetti mit cremiger Tomatensoße

Freitag

Mittagessen: Avocadosalat mit Quinoa

Zwischendurch: Rohkostteller, dazu gekochte Eier

Abendessen: Gegrillte Paprika-Hähnchenbrustfilets mit Süßkartoffeln

Samstag

Mittagessen: Hähnchenbrust-Quesadilla

Zwischendurch: Powersnack

Abendessen: Vegetarisches Chili

Sonntag

Mittagessen: Omelett mit Mozzarella, Basilikum und Cherrytomaten

Zwischendurch: Avocadosalat mit Quinoa

Abendessen: Ofengemüse mit frischem Schmanddip

Zu den Ernährungsplänen

7 Tage – ein Tag (fast) wie jeder andere. Wie die Ernährungspläne schon zeigen, kann Abnehmen innerhalb von 7 Tagen sehr leicht sein und du musst keine besondere Nahrung essen. Alles, was du tun musst, ist die Zeit zwischen den Mahlzeiten zu verlängern.

Keine Verbote. Du musst also keine besonderen und teuren Lebensmitteln akquirieren und dein ganzes Geld aufs Spiel setzen. Keine übel riechenden Diätpulver und kein Verbot von Öl oder Fleisch sind hier vorgesehen. Sogar ein Stück Kuchen darfst du ruhig mal ab und zu genießen, jedoch nicht während des Fastens.

Keine Geldstrafen. Viele Menschen nehmen den Kauf teurer Diätprodukte sehr ernst, als würde es ihnen dabei recht geschehen, dass sie es mit ihren Speckröllchen so weit haben kommen lassen. Fett sein ist aber kein Verbrechen und sich Vorwürfe zu machen bringt nichts. Beim intermittierenden Fasten kann deine Geldbörse etwas durchschnaufen. Beim Entwurf dieser Ernährungspläne ging es mir vor allem darum, sie praktisch zu gestalten und alltägliche Lebensmittel und Gerichte darzubieten. Natürlich kann man mit Omas guten alten Rezepten in 7 Tagen abnehmen, jedoch spricht nichts gegen einige Gerichten der chinesischen oder indischen Küche. Wir wollen aber den Plan nicht mit komplizierten Gerichten überladen, sondern sprechen für eine schnelle und praktische Küche.

Keine Zeit vergeuden. Unter praktisch versteht sich auch, dass du nicht immer alles frisch kochen musst. Wir können beispielsweise etwas mehr Reis kochen als wir brauchen und ihn am nächsten Tag als Basis für einen leckeren gebratenen Reis verwenden. Wenn von der Hähnchenbrust noch was übrig bleibt, nutze die Reste einfach am nächsten Tag für Hähnchen-Quesadillas. Du musst also nicht immer alles von Null kochen und brauchst nicht ständig neue Zutaten für jedes einzelne Rezept kaufen. Hast du bessere Ideen, um noch mehr Zeit und Geld zu sparen? Dann denke diesen Plan weiter und gestalte ihn nach deinem Geschmack!

Was du tun musst:

1. Setze dich hin und mache dein Plan. Stelle dir folgende Fragen und finde Antworten aufgrund deiner Zielsetzung für die erste Fastenwoche: welche Methode lässt sich am einfachsten in meinem Zeitplan anwenden? Möchte ich eher kein Frühstück essen oder will ich lieber zweimal wöchentlich das Mittagessen noch dazu überspringen? Möchte ich schon ab

der ersten Woche Sport treiben oder gehe ich es anfangs eher langsamer an?

2. Stelle dir nach einer Woche vor: In welchem Kleidungsstück möchtest du wieder mal strahlen? Wirst du Stolz, Selbstwirksamkeit, Selbstachtung verspüren?

3. Gehe zurück zum fertigen Plan für die von dir ausgewählte Methode. Mache eine Tabelle mit den Mahlzeiten für die kommende Woche. Was würdest du mit deinem Lieblingsgericht ergänzen? Bist du Vegetarier/in und würdest den Plan etwas umgestalten? Dir steht nichts im Wege, solange du das Prinzip des Fastens einbehältst.

Rezepte

Nun stehst du vor deiner ersten Woche. Für welche Methode hast du dich nun entschieden? Genieße diese Rezepte oder lasse dich von ihnen inspirieren und gestalte ganz eigene.

Frühstück

Schoko-Haferbrei mit Beeren und Honig

4-5 EL Haferflocken

100ml Wasser

100ml Milch

1 gestr. EL zuckerfreies Kakaopulver

2 TL Honig

1-2 EL Beeren nach Wahl (Heidelbeeren, Himbeeren, Erdbeeren)

Haferflocken mit Wasser in einen Topf geben und aufkochen. Sobald sich Blasen formen, Milch und Kakaopulver dazugeben. Brei kochen, bis dieser klebrig wird. Vom Herd nehmen und in eine Müslischüssel gießen. 5 Minuten ziehen lassen und mit Beeren garnieren, dazu Honig.

Frühstücks-Quinoa mit Apfel-Zimt

Um Zeit und Energie zu sparen, einfach die doppelte oder dreifache Menge an Quinoa im Voraus kochen und im Kühlschrank aufbewahren. Eignet sich dann perfekt für unseren Avocadosalat.

80g Quinoa (1 Portion)

125g Naturjoghurt

1 EL Rosinen

1/2 Apfel, gewürfelt

¼ TL Zimt

1-2 TL Honig

Quinoa im Sieb waschen und in einem Topf 15 Minuten kochen. Vom Herd nehmen und Menge für 1 Portion in einer Müslischüssel abkühlen lassen. Joghurt, Rosinen, Apfel, Zimt und Honig dazugeben und vermischen.

Omelett mit Mozzarella, Basilikum und Cherrytomaten

Am besten mit Vollkornbrot servieren.

2 Eier

2 EL Mozzarella, gerieben

1 TL frischer Basilikum, geschnitten

1 TL Butter

4-5 Cherrytomaten

Salz und Pfeffer

Eier in einer Schüssel verquirlen, Basilikum, Mozzarella, Salz und Pfeffer dazugeben und gut vermischen. Pfanne vorheizen, Butter anschwitzen und Ei hineingeben. Pfanne so schwenken, dass sich die Flüssigkeit gleichmäßig verteilt. Die feste Masse umdrehen. Vom Herd nehmen und mit Cherrytomaten servieren.

Hauptspeisen

Wraps mit Ei und Speck

2 Vollkorn-Tortillas

2 Eier

70g Schinken, gewürfelt

2-3 EL geriebener Käse nach Wahl

1/2 Zwiebel, kleingeschnitten

1/2 Paprika, gewürfelt

1 TL Kokosöl

Ofen auf 180° C Umluft vorheizen. Eier in einer Schüssel verquirlen. Schinken, Paprika und Zwiebel dazugeben und gut vermischen. Wraps für circa 5 Minuten im Ofen erwärmen.

Kokosöl in einer Pfanne anschwitzen und Eier-Schinken-Mischung hineingeben. Warten, bis die Masse fest wird, dann wenden.

Wraps aus dem Ofen nehmen und auf einem Brett nebeneinander legen. Ei in 2 Portionen teilen, auf die Wraps geben und mit geriebenem Käse garnieren. Wraps zusammenrollen und an den Enden knicken.

Brokkoli-Cremesuppe mit Vollkorn-Croutons

250g Brokkoli

250ml Gemüsebrühe, hausgemacht oder vom Würfel

100ml Milch

Scheibe Vollkornbrot

1 Knoblauchzehe , klein geschnitten

1 EL Schmand

frische Petersilie, geschnitten

Salz und Pfeffer

Brokkoli waschen und in Röschen schneiden. Die Stiele schälen und kleinschneiden. In einem Topf Brühe aufkochen, Röschen und Stiele hineingeben und etwa 5-7 Minuten auf mittlerer Stufe kochen. Zum Schluss die Milch dazugeben. Mit dem Mixer fein pürieren.

Inzwischen die Scheibe Brot in Würfel schneiden. 1 TL Butter in einer Pfanne anschwitzen. Brotwürfel und Knoblauch 5 Minuten auf kleiner Stufe anbraten.

Schmand zur Suppe geben und zergehen lassen. Mit Salz und Pfeffer abschmecken und mit Croutons garnieren.

Avocadosalat mit Quinoa

Quinoa vom Vortag verwenden oder frisch zubereiten.

80g Quinoa (1 Portion)

1 Avocado

1 Lauch- oder Frühlingszwiebel

4-5 Romatomaten

1/2 Paprika,

Handvoll Salatblätter

1 Zehe Knoblauch, klein geschnitten

1 EL Olivenöl

1 EL Zitronensaft

1 TL Zitronenschale, gerieben

Chiliflocken

Quinoa im Sieb waschen und abtropfen lassen, dann in einem abgedeckten Topf 15 Minuten aufkochen. Vom Herd nehmen und bedeckt abkühlen lassen. Lauch- oder Frühlingszwiebel kleinschneiden, Paprika würfeln und Tomaten halbieren. Avocado schneiden, den Kern entfernen, Fruchtfleisch herausholen und würfeln. Salatblätter in mundgerechte Stücke reißen.

Alle Zutaten zusammen mit Quinoa in einer Schüssel locker vermischen. Dressing aus Olivenöl, Zitronensaft, Zitronenschale und Chiliflocken in einer separaten Schüssel vermischen und auf den Salat träufeln. Mit Salz und Pfeffer abschmecken.

Gegrillte Paprika-Hähnchenbrustfilets mit Süßkartoffeln

130g Hähnchenbrust ohne Knochen

100g Süßkartoffeln

½ TL Paprikapulver

2 TL Olivenöl

Zehe Knoblauch, fein geschnitten

1-2 Tomaten, in Scheiben geschnitten

4-5 Salatblätter

Saft einer ½ Zitrone

Schale einer ½ Zitrone, gerieben

Salz und Pfeffer

Hähnchenbrust, 1 TL Olivenöl, Paprikapulver, Salz, Pfeffer, Knoblauch, Zitronensaft und Zitronenschale in einen Suppenteller geben und gut vermischen. Zugedeckt 30 Minuten im Kühlschrank marinieren lassen.

Ofen auf 180° C Umluft vorheizen und ein Backblech mit Backpapier vorbereiten. Süßkartoffeln schälen, waschen und in mundgerechte Würfel schneiden, 1 TL Olivenöl dazugeben, auf dem Blech verteilen und in den Ofen schieben. Süßkartoffeln 20 Minuten backen.

Grillpfanne auf hoher Stufe vorheizen. Hähnchenbrust in Grillpfanne legen und 5 Minuten von jeder Seite garen. Salatblätter waschen und auf einem flachen Teller arrangieren. Hähnchenbrust, Tomatenscheiben und Süßkartoffeln auf den Salatblättern verteilen. Mit Olivenöl beträufeln.

Türkischer Hackfleischauflauf mit Fetakäse

Ergibt 2 Portionen.

300g Hackfleisch vom Rind oder gemischt

80g Fetakäse

50g Schafskäse am Stück (optional)

250g frische Champignons, in Scheiben geschnitten

1 Knoblauchzehe, fein geschnitten

1 Paprika

150g Creme Fraiche

1 TL Oregano

1 EL Olivenöl

Salz und Pfeffer

Ofen bei 180°C Umluft vorheizen. Paprikaschote putzen und in Streifen schneiden. Olivenöl in eine vorgeheizte Pfanne geben und Hackfleisch braun anbraten. Die Hälfte der Champignons dazugeben und nach 2-3 Minuten die Paprikastreifen hinzufügen. Nach weiteren 5 Minuten Creme Fraiche und Oregano zugeben und mit Salz und Pfeffer würzen. Mischung in eine Auflaufform geben, die restlichen Champignons unterrühren und Fetakäse über die Mischung verteilen, optional Schafskäse über die Mischung reiben. Auflaufform in den Backofen schieben und 15-20 Minuten backen.

Ofengebackene Lachsfilets mit Naturkartoffeln

200g Wildlachsfilets

1 große Kartoffel, festkochend

½ Zwiebel, fein gewürfelt

½ Zitrone, in Scheiben geschnitten

1 Zehe Knoblauch, fein geschnitten

1 TL Olivenöl

Petersilie

Basilikum

Rosmarin

Salz und Pfeffer

Backofen auf 190°C Umluft vorheizen. Kartoffel schälen, putzen und in mundgerechte Würfel schneiden. In ein Topf mit kaltem Wasser und einer Prise Salz geben und 15 Minuten kochen. Kartoffeln abtropfen und mit Deckel quellen lassen. Inzwischen Lachsfilet in eine Auflaufform legen und mit Salz und Pfeffer würzen. Kräuter fein hacken und zusammen mit Olivenöl, Zwiebel und Knoblauch in einer separaten Schüssel gut vermischen und auf den Lachs streichen. Zitronenscheiben auf den Lachs legen und 20 Minuten im Backofen garen. Mit den Naturkartoffeln servieren.

Vegetarisches Chili

60g brauner Reis

200g geschälte Tomaten aus der Dose

100g Kidney-Bohnen

½ Zwiebel, gewürfelt

1 Zehe Knoblauch, zerdrückt

1 TL Kümmel

¼ TL Chiliflocken

1 Möhre, gewürfelt

1 Selleriestange, gewürfelt

½ Paprikaschote, gewürfelt

1 TL Olivenöl

Saft einer ½ Zitrone

Reis waschen und laut Packungsanleitung kochen. Olivenöl in einem tiefen Antihafttopf auf mittlerer Stufe erhitzen und Knoblauch mit Zwiebel glasig anbraten. Kümmel und Chiliflocken dazugeben und 2-3 Minuten braten, um das Aroma zu entfalten. Möhre, Sellerie und Paprika dazugeben und weitere 2 Minuten braten, dabei stets rühren.

Kidney-Bohnen und Tomaten dazugeben und für 15 Minuten köcheln lassen. Zum Schluss Zitronensaft dazugeben und vermischen. Mit Reis servieren.

Leichte Zucchini-Nudeln

120g Nudeln

120g Zucchini

1 Knoblauchzehe

1 TL Olivenöl

40g Parmesan, gerieben

Petersilie, geschnitten

Salz und Pfeffer

Olivenöl in einer Pfanne bei mittlerer Hitze erhitzen. Nudeln nach Packungsanweisung kochen. Zucchini in lange, dünne Streifen schneiden und in der Pfanne kurz anbraten. Knoblauch und Petersilie dazugeben und kurz anbraten.

Nudeln abtropfen und zu den Zucchini geben, vermischen und Parmesan dazugeben. Mit Salz und Pfeffer würzen.

Nussiger Couscoussalat

100g Couscous

80g Hokkaidokürbis

3 EL Kokosraspeln

200ml Gemüsebrühe oder vom Würfel

1 EL Petersilie, fein gehackt

2 EL Nüsse nach Wahl (Pistazien, Walnüsse, Cashew, Mandeln)

1 TL Olivenöl

1 EL Rosinen

Salz

Couscous laut Packungsanweisung zubereiten und abkühlen lassen. Kürbis in Würfel schneiden und in einem Topf mit Gemüsebrühe 10 Minuten kochen oder bis sie durch sind. Nüsse, Rosinen und Kokosraspeln dazugeben und unterrühren. Vom Herd entfernen, Couscous mit Petersilie bestreuen und mit Olivenöl beträufeln. Einmal gut durchmischen und mit Salz würzen.

Honig-Senf-Hähnchen mit Reis

Reis in größeren Mengen kochen und ggf. für gebratenen Reis im Kühlschrank aufheben.

180g Hähnchenbrustfilets

60g Reis (entspricht einer Portion; für größere Menge entsprechend multiplizieren)

1 TL Honig

½ TL Senf, mittelscharf

½ TL Senf, körnig

1 Möhre

150g Pastinaken

2 EL Lauch, geschnitten

1 TL Olivenöl

Prise Rosmarin

Salz und Pfeffer

Reis laut Packungsanweisung zubereiten und beiseite legen. Ofen auf 200°C Umluft vorheizen. Ein Backblech mit Backpapier auslegen. Honig, Senf, Rosmarin, Salz und Pfeffer in einer Schüssel vermischen und Hähnchenbrust darin marinieren. Hähnchenbrust in in einer Pfanne auf beiden Seiten goldbraun anbraten und beiseite legen.

Pastinaken und Möhren in längliche, mundgerechte Stücke schneiden. Zusammen mit dem Lauch in einer Schüssel mit Olivenöl vermengen, bis das Öl das Gemüse ummantelt.

Gemüse auf dem Backblech verteilen und im Ofen 30 Minuten backen, dabei zwischendurch wenden. Hähnchen zum Gemüse hinzugeben und weitere 10 Minuten goldbraun backen. Eine Portion Reis schöpfen und mit Gemüse und Hähnchen servieren.

Bunter gebratener Reis

Am besten eignet sich gekochter Reis vom Vortag.

1 Portion Reis

1 Ei

1/4 Tasse Gemüsebrühe oder vom Würfel

½ Möhre, gerieben

3 EL Mais

3 EL Erbsen

½ Zwiebel, gewürfelt

1 Knoblauchzehe, fein gehackt

1 TL Ingwer, fein gehackt

½ TL Paprikapulver

Prise Korianderpulver

Prise Chiliflocken

1 EL Olivenöl

Salz und Pfeffer

Olivenöl in einer Pfanne erhitzen und Zwiebel, Knoblauch und Ingwer auf mittlerer Stufe kurz anbraten. Korianderpulver, Paprikapulver und Chiliflocken dazugeben und weitere 2 Minuten braten. Geriebene Möhre, Mais, Erbsen, Salz und Pfeffer dazugeben und stets umrühren. Gemüsebrühe und Reis dazugeben, bis die Mischung homogen ist. Unter ständigem Rühren den Reis etwa 5 Minuten anbraten, dann den Reis zu den Seiten der Pfanne schieben, sodass ein Loch in der Mitte entsteht. Ei in das Loch schlagen und langsam in die Reismischung integrieren, während das Ei fest wird. Den Reis nur so lange braten, bis die gewünschte Feuchtigkeit erreicht ist. Je länger er brät, desto trockener wird er.

Ofengemüse mit frischem Schmanddip

1 Kartoffel, groß

1 Spitzpaprika

100g Champignons

1 Zwiebel, klein

80g Pastinake

60g Fetakäse

70g Cherrytomaten

1 EL Olivenöl

Oregano

Rosmarin

Salz und Pfeffer

für Dip

50g Schmand

Petersilie, klein gehackt

1 Knoblauchzehe

½ TL Zitronenschale

Backofen auf 180°C Umluft vorheizen und ein Backblech mit Backpapier auslegen. Kartoffeln schälen, putzen und in Würfel schneiden. In einem Topf mit etwas gesalzenem Wasser die Kartoffeln 5 Minuten kochen lassen und vom Herd nehmen. Diese kommen später in den Ofen. Paprika, Champignons, Pastinake in mundgerechte Stücke schneiden, Fetakäse würfeln und Zwiebel in 4 Stücke schneiden. Alle Zutaten in einer Schüssel gut vermischen, bis das Olivenöl gut verteilt ist. Mischung gleichmäßig auf dem Blech arrangieren, in den Ofen schieben und 20 Minuten garen. Ab und zu umrühren.

Schmand in ein kleines Dipgefäß geben und Petersilie, zerdrückte Knoblauchzehe und Zitronenschale unterrühren.

Vollkornspaghetti mit cremiger Tomatensoße

80g Vollkornspaghetti

100g geschälte Tomaten aus der Dose

½ Zwiebel, gewürfelt

2 TL Olivenöl

Prise italienische Kräutermischung

2 EL Kochsahne

1 EL Parmesan, gerieben

Prise Petersilie, fein gehackt

Salz und Pfeffer

Spaghetti nach Packungsanweisung bissfest kochen. Petersilie klein hacken und unter den Parmesan rühren. Olivenöl in einem Antihaft-Topf auf mittlerer Stufe erhitzen und Zwiebel darin glasig andünsten. Tomaten in Würfel schneiden und mit der Kochsahne im Topf unterrühren. Soße 5 Minuten köcheln lassen und mit restlichen Kräutern, Salz und Pfeffer abschmecken. Abgetropfte Spaghetti dazugeben und kurz durchrühren. In einem Suppenteller servieren und mit Parmesan bestreuen.

Hähnchenbrust-Quesadilla

Ganz praktisch: mit Hähnchenbrustresten vom vorigen Tag zubereiten.

2 Vollkorn-Tortillas

½ Zwiebel

1 Knoblauchzehe, fein geschnitten

½ Paprikaschote, gewürfelt

50-60g gare Hähnchenbrust, ideal vom vorigen Tag

4 EL geriebener Käse nach Wahl

2 TL Olivenöl

Salz und Pfeffer

Ofen auf 200° C Umluft vorheizen. Olivenöl in einer Pfanne auf mittlerer Stufe erhitzen und Zwiebel darin glasig andünsten. Knoblauch, Hähnchenbrust und Paprika dazugeben und etwa 6 Minuten garen, bis sich das Aroma der Paprika entfaltet. Mit einer Prise Salz und Pfeffer würzen. Eine Tortilla auf ein mit Backpapier ausgelegtes Backblech legen und Hähnchen-Paprikamischung darauf verteilen, mit Käse gleichmäßig bestreuen und mit der zweiten Tortilla bedecken. Blech in den Ofen schieben und 10 Minuten backen.

Schlusswort

Nun weißt du alles über intermittierendes Fasten und wärst auch bereit, deine allererste Woche zu starten. Intermittierendes Fasten ist tatsächlich die gesündeste Methode, um schnell abzunehmen und dabei den Stoffwechsel nicht zu schädigen. Außerdem ist Fasten sehr gut für die Gesundheit. Es ist ein natürliches Heilmittel gegen Entzündungen, hohen Cholesterinspiegel, Diabetes und neurologische Krankheiten.

Leider lässt sich die Methode des intermittierenden Fastens nicht gut verkaufen, weil dies auch ein Vorteil für deinen Geldbeutel sein kann. Von nun an kannst du selbstbestimmt und selbständig deinen Ernährungsplan gestalten, du musst dich auch nicht mit unappetitlichen Gerichten quälen und dein Hausarzt oder Apotheker werden dich komplett vergessen. Außerdem lässt sich nicht nur Geld, sondern auch Zeit sparen.

Tue nicht nur deiner Figur, sondern auch deiner Gesundheit etwas Gutes. Mit der steigenden Anzahl an chronisch Kranken ist man selbst gefährdet, vor allem wenn solche Erkrankungen aus schlechten Essgewohnheiten stammen. Unsere Vorfahren, die alten Griechen und einige der einflussreichsten Menschen dieser Welt kannten die Geheimnisse des Fastens. Dank ihnen hat dieses wertvolle Wissen bis in unser Zeitalter überlebt. Da keine Studie Nachteile des

Fastens nachweisen kann, lohnt sich ein Versuch bestimmt.

Quellen

Studien zum intermittierenden Fasten

https://www.ncbi.nlm.nih.gov/pmc/articles/PMC3833266/

https://www.ncbi.nlm.nih.gov/pubmed/28515159

https://www.ncbi.nlm.nih.gov/pubmed/27279831

https://intensivedietarymanagement.com/

http://bradpilon.com/

Prinzip der Autophagie

https://www.nobelprize.org/nobel_prizes/medicine/laureates/2016/press.html

zum gesüßten Kakaopulver

https://www.test.de/Kakaogetraenkepulver-Mehr-Zucker-als-Kakao-1736024-0/

https://www.healthyfood.co.nz/articles/2007/may/ask-the-experts-milo

Altertümliche Medizin

http://www.ancient.eu/Greek_Medicine/

Impressum

Wichtiger Hinweis:

Die in diesem Buch enthaltenen Informationen dienen ausschließlich informativen Zwecken und dürfen unter keinen Umständen als Ersatz für eine professionelle Beratung oder Behandlung durch ausgebildete und anerkannte Ärzte angesehen werden. Diese beinhalten keinerlei Empfehlungen bezüglich bestimmter Diagnose- oder Therapieverfahren. Die Inhalte dürfen niemals als eine Aufforderung zur Selbstbehandlung oder als

Grundlage für Selbstdiagnosen und -medikation verstanden werden. Die Informationen spiegeln lediglich die Meinung des Autors wieder. Der Autor übernimmt für die Art oder Richtigkeit der Inhalte keine Garantie, weder ausdrücklich noch impliziert.

Sollten Inhalte des Buches gegen geltendes Recht verstoßen, dann bittet der Autor um umgehende Benachrichtigung. Die betreffenden Inhalte werden dann umgehend entfernt oder geändert.

Haftung für Links

Das Buch enthält Links zu externen Webseiten Dritter, auf deren Inhalte wir keinen Einfluss haben. Deshalb können wir für diese fremden Inhalte keine Gewähr übernehmen. Für die Inhalte der verlinkten Seiten ist stets der jeweilige Anbieter oder Betreiber der Seiten verantwortlich. Die verlinkten Seiten wurden zum Zeitpunkt der Verlinkung auf mögliche Rechtsverstöße überprüft. Rechtswidrige Inhalte waren zum Zeitpunkt der Verlinkung nicht erkennbar. Eine permanente inhaltliche Kontrolle der verlinkten Seiten ist jedoch ohne konkrete Anhaltspunkte einer Rechtsverletzung nicht zumutbar. Bei Bekanntwerden von Rechtsverletzungen werden wir derartige Links umgehend entfernen.